SUR UN CAS

DE

LITHIASE PULMONAIRE

chez une jeune fille de 19 ans

PAR

Ph. BARBATIS

Chef de clinique à l'hôpital Cloquet.

Communication faite à la Société de Médecine pratique de Paris.

SÉANCE DU 6 MAI 1897.

Suivie du Rapport sur cette communication par MM. TISON, médecin de l'hôpital St-Joseph et COURTADE, secrétaire de la Société.

CLERMONT (OISE)

IMPRIMERIE DAIX FRÈRES

3, PLACE SAINT-ANDRÉ, 3

1897

DU MÊME AUTEUR

1. **La pyoctanine et le violet de gentiane comme traitement de la blennorrhagie**, avec préface du Professeur STILLING, de Strasbourg. Paris 1892.

2. **Sur un cas de cancer de l'angle splénique du colon**. *Indépendance médicale*, janvier 1897.

3. **Les uréthrites non gonococciques**. *Chirurgie pratique*, janvier 1897.

4. **Uréthrite à streptocoques** (en préparation).

SUR UN CAS
DE
LITHIASE PULMONAIRE
Chez une jeune fille de 19 ans

PAR

Ph. BARBATIS
Chef de clinique à l'hôpital Cloquet.

Messieurs,

Nous avons l'honneur de présenter à votre bienveillante attention une observation sur un *cas de lithiase pulmonaire*. — Vous savez combien un pareil fait clinique est rare, à côté des pierres du foie, des reins, de la vessie, constituant aujourd'hui une notion courante dans la pratique médico-chirurgicale ; et combien ce processus morbide peut, dans certaines circonstances, simuler en tous points les manifestations de la phtisie pulmonaire, par l'ensemble des symptômes aigus ou chroniques auquel le plus souvent il donne naissance ; et combien encore la lithiase pulmonaire, évoluant dans le cours d'une tuberculose, en favorise le développement.

Mais voici d'abord les faits :

Au mois de janvier dernier, se présentait à la consultation médicale de l'hôpital Cloquet, Mademoiselle Euphémie H...., âgée de 19 ans, couturière, se plaignant d'une bronchite chronique.

L'aspect général de la malade ne justifiait pas tout d'abord cette hypothèse. En effet, c'est une jeune fille d'une taille moyenne, assez forte, bien constituée, au facies rose, présentant l'ensemble d'une personne plutôt bien portante qu'atteinte d'une affection des voies respiratoires passée à l'état chronique. Le tableau clinique même de cette malade ne présente aucune gravité, ni au point de vue héréditaire, ni au point de vue de ses antécédents personnels. Car, du côté de ses grands-parents et parents nous ne trouvons rien de pathologique à signaler pouvant avoir quelque valeur pour le cas qui nous occupe. Ses grands-parents sont morts très vieux. Ses père et mère jouissent d'une excellente santé. Elle a une sœur plus jeune qu'elle qui n'a jamais été malade.

Elle-même n'a souffert d'aucune maladie d'enfance. A l'âge de

10 ans elle a contracté une fièvre muqueuse, dont, du reste, elle a été vite rétablie. Quant à l'affection pour laquelle elle vient nous consulter, elle remonterait, nous semble-t-il, à 8 ans. A l'âge de 12 ans, Euphémie H... a été prise d'une bronchite ; cette première bronchite a été négligée, elle n'a pas été traitée, et depuis elle récidive tous les hivers. « Aussitôt, dit-elle, que les temps humides et froids commencent, la toux me reprend et depuis 8 ans je ne passe pas un hiver sans tousser. »

Il y a un an, elle a craché le sang plusieurs fois et à des intervalles plus ou moins espacés.

Quand on passe à l'examen clinique des organes, et principalement à ceux contenus dans la cavité thoracique, on constate que l'inspection, la palpation et la percussion ne révèlent aucune modification morbide. Le thorax est bombé, la percussion, aussi bien en avant qu'en arrière, est sonore dans toute l'étendue des poumons. Quant à l'auscultation, voici ce qu'elle révèle.

Poumon droit.

Sommet : respiration un peu rude avec quelques râles sous-crépitants.

Base : râles sibilants.

Poumon gauche.

Sommet : rien.

Base : quelques râles sibilants.

L'expectoration est sans caractère ; mais, par contre, l'analyse des crachats, faite à trois reprises différentes, nous a révélé la présence du bacille de Koch en assez grande quantité.

Elle n'a pas de sueurs nocturnes.

Les autres appareils, tels l'appareil circulatoire, digestif, urinaire semblent exempts de toute modification pathologique. Les bruits du cœur sont normaux, le pouls est bon. L'appétit est bon, la digestion se fait régulièrement. Les urines sont normales, ne contenant ni sucre ni albumine.

Elle a été réglée à l'âge de 14 ans. Les menstrues ont toujours été régulières.

Enfin, quoiqu'elle tousse depuis 8 ans, notre malade prétend n'avoir pas maigri.

En résumé, voici une jeune fille sans antécédents héréditaires, dans le dossier clinique de laquelle nous trouvons une fièvre muqueuse à l'âge de 10 ans, une bronchite à l'âge de 12 ans récidivant depuis, tous les hivers, quelques hémoptysies d'intensité et d'intervalles différents il y a un an. Comme lésion, une respiration rude et des râles sous-crépitants pour le sommet droit, avec des râles de bronchite à la base des deux poumons et enfin la présence du bacille de Koch dans les crachats.

Devant un pareil tableau pathologique, le diagnostic s'imposait de soi-même et la médication indiquée dans pareille circonstance ne pouvait nous faire hésiter un seul instant. Aussi donc l'huile de foie de morue et un régime fortifiant avaient été conseillés.

Voilà, Messieurs, en resumant autant que faire se peut, quel était l'état de cette malade quand nous l'avons pour la première fois examinée.

Deux mois plus tard, c'est-à-dire au mois de mars dernier, Euphémie H. est prise un matin d'une toux tenace et quinteuse accompagnée d'une sensation d'arrachement sous la région sternale, de dyspnée, de constriction et d'angoisse. Au bout de quatre heures de cet état, la malade, dans un de ces efforts plus violents que les autres, éprouvant tout à coup une douleur plus vive, une angoisse plus grande, une sensation brusque de déchirement au larynx, expectora un corps dur, résistant, qui vint buter contre la face postérieure des dents incisives. Or notre malade, comme on peut s'en rendre facilement compte, eut une vraie crise de lithiase pulmonaire, une véritable colique pulmonaire pour employer le terme de Poulalion, suivie de l'expulsion du calcul qui amena aussitôt un grand soulagement et la détente complète des symptômes précédents, sauf toutefois celle de la douleur qui persista jusqu'au soir, quoique d'une intensité bien moindre.

Témoin dès le début de la colique, nous avons voulu chercher les modifications physiologiques de l'arbre respiratoire pendant la crise et après l'expulsion du calcul. Mais l'exploration du thorax dans ces deux périodes ne nous donna pas de résultats satisfaisants et nous n'avons trouvé aucun symptôme précis, aucun signe pathognomonique nous permettant de diagnostiquer, ni avant ni après l'expectoration, que nous étions en présence d'une colique pulmonaire. En effet, dans la première période, c'est-à-dire pendant les syndrômes de l'expectoration ou colique proprement dite, l'auscultation ne donnait que des râles de bronchite dans toute l'étendue du poumon ; quant à l'examen de l'appareil respiratoire après l'expectoration, à part une obscurité de la respiration pour le sommet du poumon droit, tout semblait reprendre son cours normal.

Vers 7 heures du soir, ainsi que les deux jours suivants, Euphémie H. est reprise des mêmes coliques d'intensité et de durée minimes avec expulsion de calculs. Ceux-ci, au nombre de vingt, dont nous en avons fait photographier huit, les autres ayant servi à l'analyse, sont différents de formes et de volumes. Ils sont tous presque d'une couleur blanchâtre, les uns arrondis, mûriformes, les autres plus irréguliers présentant des aspérités de grandeur variable ; il y en avait qui paraissaient allongés. Leur consistance est plâtreuse ; ils peuvent être brisés par une forte pression. Certains, pourtant, d'une coloration grise étaient plus denses, très durs et presque impossibles à broyer l'un contre l'autre. Le plus gros pesait deux centigrammes. Au point de vue chimique, ces pierres étaient constituées par du phosphate de chaux et de soude avec traces de matières organiques. Enfin, l'examen bactériologique nous a révélé la présence du bacille de Koch.

Curieux de ce fait clinique, nous avons depuis suivi de plus près notre malade et nous avons pu constater que, du jour au lendemain, une amélioration notable se produisait dans son état général et que les symptômes de la tuberculose pulmonaire s'amendaient ; de sorte que, à l'heure actuelle, Euphémie H... ne tousse plus ; l'exploration du thorax ne donne aucun des signes précités et l'analyse des crachats donne une quantité minime, presque nulle, de bacilles de Koch.

Nous avons voulu chercher l'explication de ces phénomènes, et pour cela nous avons parcouru presque tout ce qui a été écrit sur cette question. Mais, malgré la date très ancienne de la constatation des productions pierreuses trouvées dans les poumons ou rendues par la toux, nous pouvons dire qu'un seul auteur a étudié et réuni consciencieusement toutes les observations éparses, publiées sur cette question ; nous voulons parler de Poulalion (1).

Hippocrate, en effet, qui a étudié avec un soin minutieux tout ce qui concerne l'expectoration ne semble pas avoir eu connaissance de ces faits. C'est Aristote le premier qui les a indiqués. Il avait dû, sur la demande d'Alexandre le Grand, ouvrir une grande quantité d'animaux pour en faire l'étude anatomique et la description. Dans ces différentes recherches il avait remarqué que parfois les poumons des brebis présentaient des indurations pierreuses ressemblant aux calculs du foie et des reins.

Arétée de Cappadoce, Galien et plus tard Alexandre de Tralles, Paul d'Egine, ainsi que les auteurs du seizième siècle, ont rapporté, à titre de faits rares et curieux, quelques observations de ce genre. Et c'est dans l'ouvrage de Schenck de Grafenberg (2), publié à Francfort en 1600, que la plupart de ces faits sont réunis.

Pendant le dix-septième siècle de nombreuses observations sont publiées, augmentant ainsi les documents anatomo-pathologiques et cliniques relatifs à la question qui nous occupe. Puis ce sont les travaux de Fabrice de Hildan, de Zacutus Lusitanus, décrivant la toux calculeuse, et de Richard Morton, qui divise en quatorze espèces la phtisie dont une espèce constitue la phtisie pulmonaire, produite par les calculs.

Au commencement du 18e siècle, Théophile Bonnet réunit dans son *sepulchretum* le plus grand nombre de faits relatifs aux pierres du poumon.

Mais c'est surtout Morgagni qui, en 1761, a fait l'étude la plus complète sur ce sujet et depuis beaucoup d'auteurs n'ont fait que reproduire les faits et les appréciations de ce savant.

Enfin Lieutaud, Cullen, Bayle, Broussais considèrent les concré-

(1) Les pierres du poumon, de la plèvre et des bronches et la pseudo-phtisie pulmonaire d'origine calculeuse, par S. A. Marius Poulalion. Thèse de Paris, juillet 1891.

(2) J. Schenck de Grafenberg. Observ. méd., etc. Francfort, 1600, t. 1er, page 351. De calculis in pulmonibus.

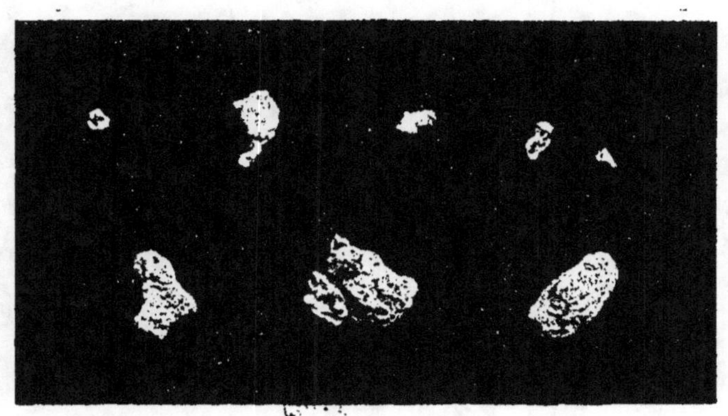

Spécimens de concrétions calcaires expectorées par la malade de M. Ph. Barbatis.
(Grossissement en moyenne de 2 diamètres et demie).

tions pierreuses comme une des formes de tubercules dégénérés.

Laënnec, en 1819, dit que les tubercules calcaires du poumon ne sont autre chose que « *un mode de transformation de la matière tuberculeuse et un produit des efforts de la nature pour amener la guérison de la phtisie* », idée confirmée plus tard par Andral et Rogée.

Mais en 1854, Forget, de Strasbourg, présente à l'Académie de Médecine un mémoire dans lequel il tend à démontrer l'existence d'une phtisie calculeuse primitive non tuberculeuse et indépendante des poussières minérales. Cette tentative resta infructueuse et cette forme de phtisie calculeuse ne fut point acceptée dans le cadre nosologique.

Bref, pour finir le côté historique de cette question, en 1865, à propos d'un de ces calculs présenté à la Société médicale des hôpitaux par Guibout, l'étude des pierres du poumon fut mise à l'ordre du jour et, avec Besnier, on a reconnu d'une façon générale l'existence des concrétions des calculs intra-cavitaires ; dès lors, de nouveaux faits publiés et suivis d'études microscopiques ont confirmé non seulement l'existence de ces concrétions calcaires, mais encore, on les distingue aujourd'hui de beaucoup d'autres ayant les apparences de la pierre et étant en réalité des productions osseuses ou cartilagineuses.

Voilà, Messieurs, l'historique de ce processus morbide, historique résumé à grands traits ; je passe sous silence le nom de beaucoup d'autres auteurs ; étant donné le cadre restreint de ce travail.

Depuis donc Aristote et Galien jusqu'à nos jours, on a désigné sous le nom de « pierres du poumon » toutes les productions solides de l'appareil broncho-pleuro-pulmonaire, ayant l'apparence et la consistance des concrétions calcaires. Mais l'analyse histologique permet aujourd'hui d'établir parmi ces productions de lithiase pulmonaire une distinction absolue en trois catégories :

1° Productions cartilagineuses et cartilaginiformes ;
2° Productions osseuses ;
3° Productions calcaires ou pierres proprement dites (Poulalion).

Laissant de côté les deux premières catégories, nous dirons quelques mots sur les productions calcaires ou pierres proprement dites.

Nous avons dit plus haut que les pierres expectorées par notre malade sont constituées par du phosphate de chaux et du phosphate de soude avec des traces de matières organiques. Au point de vue du siège du développement de ces productions de l'arbre aérien, une division a été établie.

On a considéré d'abord les productions et métamorphoses nées dans l'épaisseur même du tissu broncho-pleuro-pulmonaire, constituant les concrétions parenchymateuses (*pneumolithes*) qui peuvent être de nature cartilagineuse, osseuse ou calcaire. Ensuite les productions et métamorphoses nées dans l'intérieur même des cavités normales ou accidentelles de l'appareil respiratoire ; celles-ci sont toujours de nature calcaire et suivant leur texture constituent les concrétions pierreuses homogènes ou les calculs proprement dits (*broncholithes*).

Ces dernières productions résultent d'un processus qui a pour caractéristique l'infiltration des tissus par des granulations calcaires. C'est le processus général des calcifications. Elles naissent soit dans les bronches, soit dans la plèvre, soit même dans l'épaisseur du parenchyme ganglionnaire ou pulmonaire et aussi bien dans les tissus sains, sans altération préalable de structure, que, et c'est le cas de notre malade, dans le tissu altéré, dégénéré, nécrobiosé, tel le tissu habité par le bacille de Koch. En effet, dans les autopsies on constate dans les poumons des tuberculeux ces mêmes concrétions calcaires et, depuis Laënnec, Andral et Cruveilhier, tout le monde admet aujourd'hui que ces dépôts calcaires ne sont autres que le résultat de la transformation des tissus tuberculeux tendant à se cicatriser, à guérir. Et nous trouvons la vérité de cette doctrine dans notre observation : notre malade avait avant la colique pulmonaire le sommet droit tuberculeux avec tous les signes d'un tissu tendant au ramollissement. La production calcaire entre en scène et aujourd'hui on ne trouve à l'auscultation ni respiration soufflante, ni râles sous-crépitants ; de plus, on peut constater dans les crachats la diminution très considérable des bacilles de Koch.

Ces productions restent le plus souvent latentes pendant la vie et ne sont reconnues que sur la table d'autopsie. Mais sous l'influence d'un travail d'énucléation, elles peuvent parfois subir une migration à travers les parenchymes pulmonaires et devenir libres dans les voies aériennes. Par ce fait même elles deviennent susceptibles d'être expectorées sous forme de broncholithes.

L'existence et l'émigration des pierres pulmonaires dans les voies ou hors des voies de l'appareil respiratoire, donnent lieu à un ensemble de manifestations chimiques appelé *broncholithie* ou *lithiase bronchique*.

Quant à l'expulsion d'un broncholithe, qui dans beaucoup de cas constitue une manifestation clinique ayant absolument les caractères d'un syndrôme, il est désigné généralement sous le nom de *colique bronchique* ou *pulmonaire*.

Au point de vue de l'évolution de cette maladie, plusieurs éventualités peuvent se produire.

Le plus souvent l'expectoration d'un ou plusieurs calculs amène d'abord la détente de tous ou presque tous les phénomènes fonctionnels généraux et physiques et, plus ou moins rapidement, une amélioration très marquée suivie d'une guérison définitive.

Mais souvent aussi la terminaison fatale peut se produire soit par le développement d'une tuberculose aiguë ou chronique venant se greffer sur les lésions existantes, soit par les accidents aigus de la broncholithie, tel le traumatisme direct dû à la concrétion et l'inflammation secondaire. On constate souvent, en effet, ou une hémoptysie foudroyante ou la production d'un abcès pulmonaire se terminant par vomique ou par pyo-pneumothorax.

Le diagnostic de la lithiase pulmonaire ne peut être fourni que par l'expulsion des broncholites ; on doit cependant distinguer ces productions d'origine broncho-pleuro-pulmonaires de toutes les productions analogues venues des parties supérieures de l'appareil respiratoire (larynx, amygdales, fosses nasales, cavité buccale).

Quant au traitement, il va de soi qu'il variera essentiellement suivant l'indication causale.

Ph. Barbatis.

RAPPORT SUR LA COMMUNICATION DU Dr BARBATIS

Messieurs,

Vous avez bien voulu nommer une commission composée de MM. Courtade et Tison pour examiner la communication du Dr Barbatis : *Sur un cas de lithiase pulmonaire*. C'est ce rapport que nous publions.

La communication du Dr Barbatis est très intéressante et très bien présentée. Sans faire connaître des choses absolument nouvelles, elle appelle sérieusement l'attention sur des cas rares dont les ouvrages didactiques de pathologie ne parlent pas du tout.

L'expectoration de concrétions pierreuses ou calculeuses par les bronches, soit à la suite d'efforts de toux spasmodique, soit même sans effort, s'observe quelquefois. Il y a deux ans j'ai été consulté par une dame qui s'était fort effrayée de l'expectoration d'une de ces concrétions. Comme on me l'avait apportée j'en ai fait faire l'analyse chimique qualitative par un homme compétent qui y a trouvé du carbonate et du phosphate de chaux déposés dans une trame organique. Dernièrement encore, en faisant l'autopsie d'une femme ayant succombé à la tuberculose pulmonaire, j'ai trouvé une concrétion semblable à la surface du poumon. Il m'est arrivé bien des fois, dans le cours d'autopsies, alors qu'on sectionne les poumons pour en examiner les diverses parties, de sentir le couteau arrêté par de semblables obstacles.

Au reste, ces dépôts pierreux ne sont pas rares dans l'économie. On rencontre souvent aux autopsies des malades ayant succombé à diverses affections du cœur et des gros vaisseaux, la valvule mitrale, les valvules sigmoïdes et surtout les parois internes de l'aorte primitive ascendante, incrustées de plaques qu'on désigne ordinairement sous le nom de calcaires.

Qui de nous n'a pas vu des concrétions analogues à la surface des amygdales. Pour ma part, il m'est arrivé plusieurs fois, en sectionnant ces organes à l'aide de l'amygdalotome, de sentir le couteau arrêté par ces corps durs qu'on n'enlève que par une pression assez forte pour déchirer les tissus.

Les ganglions lymphatiques, surtout quand ils ont guéri d'une inflammation chronique, certaines tumeurs présentent des concrétions analogues.

La formation des concrétions pierreuses, leur dépôt dans différents tissus n'est pas chose rare dans l'économie, puisque l'observation en est assez fréquente, ainsi qu'on le voit par ce qui précède, sans que pourtant j'aie la prétention d'avoir énuméré tous les cas où on les rencontra.

Mais ce qui fait l'originalité et l'intérêt du travail du Dr Barbatis, c'est les circonstances curieuses où il lui a été donné de faire son observation. Après une crise d'étouffement, de dyspnée, d'angoisse, et de constriction qui avait duré quatre heures, le sujet de l'observation expectore un corps dur, résistant, qui vient butter contre la face postérieure des dents incisives et il est soulagé.

Cette crise avec expectoration semblable s'est renouvelée plusieurs jours de suite et l'auteur a pu ainsi recueillir vingt calculs dont il a fait photographier les plus curieux au nombre de huit.

Nous n'insisterons pas sur la description qui se trouve dans le travail du Dr Barbatis, nous dirons seulement que l'analyse chimique y a révélé la présence du phosphate de chaux et de soude avec traces de matières organiques. Nous sommes étonnés de l'absence de carbonate de chaux. Il faut ajouter que ces phénomènes ont été observés chez une jeune fille de dix-neuf ans atteinte de tuberculose pulmonaire, qui présentait, outre les symptômes ordinaires, toux, hémoptysies, etc., des bacilles de Koch dans ses crachats et dans ses calculs.

L'expulsion de ces concrétions amena une amélioration très grande dans l'état de la malade. C'est ce que j'ai observé moi-même sur la personne dont j'ai parlé en commençant.

En observateur consciencieux et érudit, le Dr Barbatis a recherché des cas analogues dans la science, et remontant à Hippocrate qui ne signale pas de faits semblables, il nous dit qu'Aristote les observa le premier dans les poumons des brebis. On retrouve des observations de concrétions pierreuses pulmonaires dans Arétée de Cappadoce, Galien, Alexandre de Tralles, Paul d'Egine, Schenck de Granfenberg, etc., etc. Mais il faut arriver au docteur Poulalion pour avoir un travail spécial sur l'objet qui nous occupe. C'est à sa thèse passée en juillet 1891, à la faculté de Paris, qu'il faut recourir pour savoir ce qui a été publié à ce sujet.

On voit donc combien le travail du Dr Barbatis est intéressant. Toutefois nous nous permettons de ne pas adopter la similitude ou l'analogie que le Dr Poulalion et à sa suite le Dr Barbatis, veulent établir avec les calculs rénaux, vésicaux et biliaires, en désignant les concrétions pierreuses du poumon sous le nom de *lithiase pulmonaire* et leur expulsion sous celui de *colique bronchique*. En anatomie et surtout en pathologie, il faut se méfier des comparaisons et encore plus du raisonnement par analogie. Nous ne voyons, en effet, aucune similitude entre un calcul rénal, vésical ou biliaire qui se dépose dans un réservoir spécial, contenant un liquide organique complexe et spécial dont certains éléments en proportion trop considérable, précipitent comme le fait un sel sursaturant son dissolvant liquide.

Nous ne voyons rien de semblable dans les bronches. Il n'y a pas ici de cavité spéciale, il n'y a pas de liquide particulier. Il ne viendra à personne l'idée d'admettre que les phosphates et les carbonates existaient à l'état de sursaturation dans le mucus bronchique. Il est au contraire naturel et raisonnable d'admettre, ainsi que le reconnaît l'auteur, que ces substances se sont déposées dans l'intimité des tissus enflammés ou non, par un acte qu'on pourrait appeler curateur et qui légitime l'emploi aujourd'hui si universel des phosphates en thérapeutique et en agriculture.

Si on a observé avant l'expulsion et au moment même des phénomènes qui rappellent de loin les coliques néphrétiques ou hépatiques, il n'y a sans doute pas lieu d'admettre que ces phénomènes ont été occasionnés par le passage de la concrétion dans une bronchiole d'un diamètre trop petit pour son volume.

Malgré ces observations, nous avons lu et examiné avec beaucoup de plaisir le travail si intéressant du Dr Barbatis et nous vous proposons de le publier dans vos bulletins à la suite de ce rapport.

TISON, COURTADE.

Paris, le 13 juin 1897.

Clermont (Oise). — Imprimerie DAIX frères, place St-André, 3.

www.ingramcontent.com/pod-product-compliance
Lightning Source LLC
LaVergne TN
LVHW012025170826
845678LV00004BA/1642

* 9 7 8 2 3 2 9 6 2 6 6 4 2 *